RECHERCHES

SUR LES

SUBSTANCES ANESTHÉSIQUES

L'oxyde de carbone — L'amylène

PAR

M. G. TOURDES,

PROFESSEUR A LA FACULTÉ DE MÉDECINE DE STRASBOURG.

STRASBOURG,

IMPRIMERIE DE G. SILBERMANN, PLACE SAINT-THOMAS, 3.

1857.

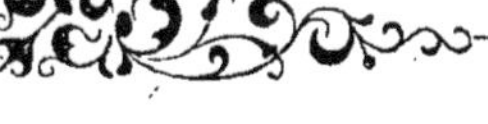

RECHERCHES

SUR LES

SUBSTANCES ANESTHÉSIQUES

L'oxyde de carbone — L'amylène

PAR

M. G. TOURDES,

PROFESSEUR A LA FACULTÉ DE MÉDECINE DE STRASBOURG.

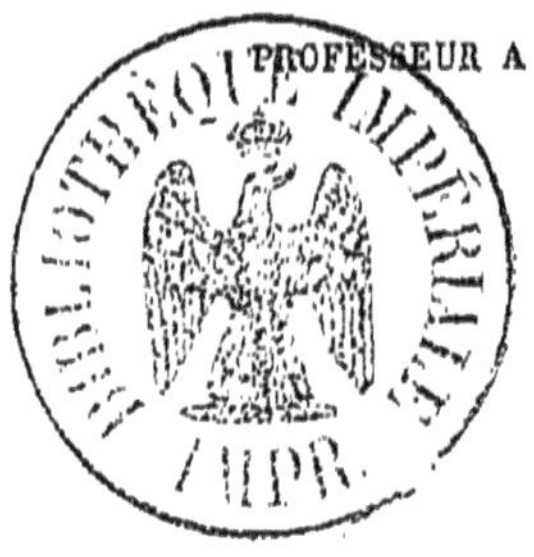

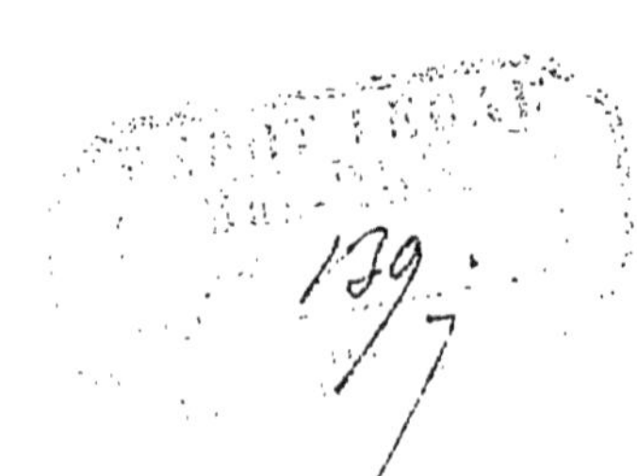

STRASBOURG,

IMPRIMERIE DE G. SILBERMANN, PLACE SAINT THOMAS, 3.

1857.

RECHERCHES

SUR LES

SUBSTANCES ANESTHÉSIQUES.

Nous réunissons dans cette notice deux études dirigées vers le même but; l'oxyde de carbone et l'amylène sont des agents anesthésiques, mais quel contraste entre leurs effets! Ce sont ces différences même qu'il importe d'approfondir. L'anesthésie est un fait général, acquis à la science et à l'humanité; multiplier les moyens qui la produisent, préciser leur mode d'action, leurs propriétés, leurs indications spéciales, n'est-ce pas la voie à suivre pour faire porter tous ses fruits à cette merveilleuse découverte?

I. RECHERCHES SUR L'OXYDE DE CARBONE[1].

M. Ozanam vient de présenter à l'Académie des sciences un travail remarquable sur l'action anesthésique du gaz oxyde de carbone. Je ne puis ni ne veux soulever une question de priorité, qui est résolue par le fait même du

[1] Mémoire présenté à l'Académie des sciences, le 15 janvier 1857, par M. G. Tourdes, professeur à la faculté de Strasbourg.

1.

dépôt de ce mémoire; mais arrivé par mes propres recherches à des résultats analogues, ayant donné à mes expériences la publicité restreinte, mais authentique de mon cours à la faculté de médecine, je crois pouvoir soumettre encore à l'Académie et au public médical un travail qui touche à une question importante.

Les recherches dont j'ai l'honneur de vous présenter le sommaire, m'ont conduit à cette conclusion: L'oxyde de carbone est un agent anesthésique de la même nature que l'éther et le chloroforme, plus énergique à cause de sa forme gazeuse, mais aussi sûr, aussi inoffensif, quand il est manié avec précaution, laissant dans l'organisme des traces aussi peu profondes, une impression aussi fugitive que les autres agents anesthésiques.

Point de départ des recherches. Voici comment je suis arrivé à ces conclusions: En faisant des recherches sur l'asphyxie par le gaz de l'éclairage[1], je constatai que l'oxyde de carbone était le principe actif de ce gaz, et j'instituai une série d'expériences, dans le but d'apprécier les effets de l'oxyde de carbone mélangé à diverses proportions d'air. Je m'aperçus bientôt que des animaux qui semblaient perdus se remettaient avec facilité. Je profitai de cette circonstance pour éviter des sacrifices inutiles. J'attendais le moment où les animaux en tombant manifestaient dans toute son énergie l'action du gaz; je les retirais alors de la cloche et, quand ils étaient rétablis, je les soumettais à de nouvelles expériences. Ce résultat me laissa l'impression de quelque chose de contradictoire entre les effets si énergiques du gaz oxyde de carbone et

---

[1] *Relation médicale des asphyxies occasionnées à Strasbourg par le gaz de l'éclairage.*

le retour complet à la santé des animaux soumis à son action.

Lorsque, en 1847, la magnifique découverte de l'anesthésie vint donner à la science une impulsion nouvelle, les faits dont j'avais été témoin me revinrent à la mémoire: Je me demandai si l'oxyde de carbone n'était peut-être pas purement et simplement un agent anesthésique: Quelques expériences me confirmèrent dans cette opinion, et dès 1850, à mon cours de médecine légale, je classai l'oxyde de carbone parmi les gaz anesthésiques[1], plaçant dans la même section, mais avec un degré d'intensité beaucoup moindre, l'hydrogène deutocarboné, l'acide carbonique et l'hydrogène protocarboné. Les bulletins autographiés que je distribue à mes élèves et qui contiennent le plan de chaque leçon, constatent cette classification à la date du 21 mars 1850 et du 1er février 1855.

En décembre 1856, lorsque l'attention des médecins se porta de nouveau sur l'anesthésie locale, et qu'on chercha à la produire au moyen de l'acide carbonique, je repris mes recherches sur l'oxyde de carbone. M. Léon Coze,

[1] Les gaz, sous le point de vue de leur mode d'action, peuvent être divisés en quatre classes: 1° *les gaz asphyxiants*, tels que l'hydrogène et l'azote, qui agissent en tenant la place de l'oxygène; 2° *les gaz anesthésiques*, qui portent leur action principale sur le système nerveux; à la tête de ces gaz se trouve l'oxyde de carbone, puis, à une grande distance, l'hydrogène bicarboné, l'acide carbonique et l'hydrogène proto-carboné qui est à peine anesthésique; 3° *les gaz irritants*, qui agissent rapidement sur les muqueuses, indépendamment de leurs autres effets, tels que l'ammoniaque, le chlore, l'acide nitreux, l'acide sulfureux; 4° *les gaz septiques*, qui altèrent immédiatement le sang, parmi lesquels se rangent l'hydrogène sulfuré, les hydrogènes arsénié et phosphoré. Cette division est basée sur un des caractères principaux, indépendamment des différences individuelles qui peuvent être très-considérables entre les gaz d'une même classe.

agrégé à la faculté de médecine, voulut bien me prêter son concours. Les expériences furent répétées publiquement à mon cours, le 18 décembre 1856, comme le constate le bulletin autographié de cette séance. Les élèves furent témoins de l'anesthésie rapide produite par l'oxyde de carbone et du prompt rétablissement des animaux qu'on avait plongés dans un état de mort apparente.

Mode d'expérimentation. Les expériences ont été faites sur des lapins et sur des pigeons.

Voici les deux modes d'expérimentation employés: 1° une *cloche* placée sur la cuve pneumatique reçoit l'animal; à l'aide d'un tube recourbé, on enlève de la cloche une certaine quantité d'air que l'on remplace par une proportion déterminée d'oxyde carbone. On observe les résultats et l'on retire l'animal de la cloche quand l'anesthésie est complète; 2° une *vessie en caoutchouc* renferme le gaz pur ou mélangé à une certaine proportion d'air; cette vessie communique par un long tube en caoutchouc muni d'un robinet, avec une bourse de même substance, ayant une ouverture dans laquelle on engage la tête de l'animal. A l'aide du robinet on interrompt à volonté l'action du gaz. Ce second procédé permet de continuer longtemps l'anesthésie; on retire la tête de la bourse quand l'animal a perdu connaissance, et on l'y replace dès que l'anesthésie diminue.

Le gaz oxyde de carbone a été préparé par M. Hepp, pharmacien en chef de l'hôpital civil, à qui je dois aussi l'appareil en caoutchouc.

Faits principaux. Innocuité du gaz et action stupéfiante, dans les mêmes conditions que pour les anesthésiques ordinaires, tels sont les deux faits fondamentaux qui nous ont paru résulter de ces recherches.

Innocuité du gaz. J'insisterai sur ce premier fait, en contradiction si évidente avec l'opinion générale sur l'action délétère du gaz oxyde de carbone. Un animal peut être anesthésié plusieurs fois de suite, et il se remet complétement et promptement après chacune de ces opérations; on peut porter à différentes reprises la stupeur jusqu'à la mort apparente [1].

Ces essais ont été répétés pendant plusieurs jours sur les mêmes sujets sans compromettre leur existence. Des animaux sont ainsi restés en expérience pendant près d'un mois. L'innocuité a été démontrée pour les pigeons comme pour les lapins, et l'on sait combien l'action des gaz est énergique sur les oiseaux. Quelques animaux ont succombé pendant les expériences, la première fois entre autres qu'on a essayé la bourse en caoutchouc, mais la mort était évidemment le résultat du mode d'application et de l'action trop prolongée du gaz.

La forme gazeuse de l'agent rend son action plus rapide et le procédé opératoire plus difficile. Un danger analogue existe d'ailleurs pour le chloroforme : On sait avec quelle facilité les animaux périssent lorsqu'on veut brusquer et surtout prolonger une anesthésie complète.

Action anesthésique. Les animaux soumis à l'action de l'oxyde de carbone sont rapidement plongés dans une anesthésie complète. Immobilité, résolution des membres, insensibilité, ralentissement de la respiration qui devient à peine perceptible; aucun trait ne manque au tableau.

---

[1] On emploie en Angleterre, pour anesthésier les abeilles, quand on retire le miel des ruches, la fumée qui provient de la combustion d'un champignon; le *Lycoperdon proteus*; l'analyse chimique a démontré que cette fumée contenait une forte proportion d'oxyde de carbone (Herapath). L'application de ce moyen à l'homme a été proposée.

On peut prolonger cet état de stupeur en faisant respirer une nouvelle quantité de gaz au moment où l'animal semble revenir à lui. Quand on endort comparativement deux lapins, l'un à l'aide du chloroforme, l'autre au moyen du gaz oxyde de carbone, on est frappé de l'analogie que présentent ces deux états.

Invasion. La rapidité avec laquelle l'anesthésie se produit, dépend de la proportion du gaz et de l'application plus ou moins exacte de cet agent.

Dans la cloche avec le gaz pur, l'action est subite et périlleuse; avec un huitième et un dixième de gaz, il faut une à deux minutes pour que les premiers effets se manifestent, et de deux à cinq minutes pour que l'animal soit stupéfié. Avec un quinzième et un vingtième, deux à cinq minutes sont nécessaires pour le premier effet, cinq à douze pour le second. Avec un trentième, un cinquantième, un soixante-douzième, un centième, on obtient encore des effets qui se font attendre de six à vingt minutes. Ces résultats ont été obtenus sur des lapins; pour les pigeons, l'action est plus rapide encore; à un trente-troisième l'effet est immédiat; à un cinquantième il se fait attendre à peine une minute. Dans l'appareil en caoutchouc, on a employé le gaz pur ou au mélange d'un cinquième. Ici les doses sont moins exactement mesurées; le gaz se mêle à l'air de la poche; en une ou deux minutes, trois au plus, les effets sont produits et l'animal tombe anesthésié.

Marche et symptômes. On distingue deux périodes dans les effets produits par l'oxyde de carbone.

Période d'excitation. L'animal résiste, il se débat, il retient son haleine; bientôt il cède au besoin de respirer, et il éprouve les effets du gaz; il s'élance, il se roidit, il est quelquefois pris de mouvements convulsifs, la respiration et la circulation s'accélèrent; tout à coup, l'animal cède, il s'abat, et l'anesthésie est complète.

On assiste à une lutte semblable en employant le chloroforme, mais pour l'oxyde de carbone peut-être est-elle plus énergique et plus douloureuse. Cette période d'excitation dure de deux à trois minutes; elle est plus courte avec l'appareil en caoutchouc qu'avec la cloche.

Période d'anesthésie. L'animal tombe dans un état de stupeur analogue à celui que produit le chloroforme; la résolution musculaire, l'insensibilité sont complètes : c'est la mort apparente; la respiration devient presque insensible et l'auscultation du cœur fournit seule dans quelques cas la preuve de la persistance de la vie.

Voici quelques traits distinctifs de cette période :

L'insensibilité est constatée par des incisions ou, mieux encore, en pinçant avec force la racine des ongles. La sensibilité cesse d'abord dans les membres postérieurs; elle persiste plus longtemps dans les membres antérieurs, et c'est dans ces mêmes extrémités qu'elle commence à reparaître. Les pattes de devant ont encore donné des signes de sensibilité dans des cas où l'anesthésie paraissait très-profonde.

La résolution des membres est absolue; quand elle se dissipe, on voit persister pendant quelque temps chez les lapins une demi-paralysie de la partie postérieure du corps[1].

---

[1] La paraplégie incomplète présentée par les animaux est en rapport avec les observations qui ont signalé chez l'homme l'existence de la paralysie, à la suite des asphyxies produites par la vapeur de charbon (MM. Grisolle, Bourdon, Faure).

Le gaz de l'éclairage, dont l'action principale est aussi due à l'oxyde de carbone, peut occasionner le même accident. Nous

Les mouvements convulsifs pendant l'anesthésie sont très-rares avant la perte de connaissance, et quand l'animal revient à lui, il est comme dans un état d'ivresse; l'animal est étourdi et il se balance d'une manière irrégulière. Cet effet est très-sensible chez les pigeons.

La pupille est généralement dilatée.

La respiration, d'abord accélérée, se ralentit ensuite; elle est irrégulière et quelquefois convulsive. Quand l'anesthésie est complète, la respiration devient très-faible, douce, presque insensible, entrecoupée quelquefois de profondes respirations. La circulation s'accélère, puis elle se ralentit pour s'accélérer de nouveau. Les mouvements du cœur sont faibles, souvent tumultueux. On les entend encore très-distinctement quand la respiration est devenue insensible, c'est par eux qu'on a la preuve que la vie n'est pas éteinte.

On a ouvert l'artère crurale sur un lapin, au moment de l'anesthésie, le sang, d'abord rutilant, a pris une teinte plus foncée; la stupeur a été prolongée pendant quelques

---

avons observé l'hémiplégie comme phénomène consécutif dans un cas d'asphyxie par ce gaz.

L'examen du rachis chez trois des victimes de l'accident de Strasbourg a fait reconnaître une lésion d'un grand intérêt. «Une quantité considérable de sang coagulé était épanché entre la dure-mère et le canal osseux, dans le tissu filamenteux qui les unit, à côté de flocons de graisse demi-liquide; ces caillots étaient surtout abondants à la face postérieure de la dure-mère. On observait en même temps une injection considérable de tout le système veineux rachidien. et particulièrement du double sinus vertébral antérieur, qui se présentait sous la forme de deux larges canaux bleuâtres, à la face antérieure de la cavité rachidienne» (p. 21). Cette congestion si violente des enveloppes rachidiennes n'explique-t-elle pas les paralysies que l'on a constatées à la suite des asphyxies dans lesquelles l'oxyde de carbone joue un rôle principal?

minutes et l'animal s'est remis; c'était la quatrième fois, dans l'espace d'une heure, qu'on l'avait soumis à l'action de l'oxyde de carbone.

Mode de rétablissement. La respiration, qui était devenue presque insensible, se rétablit d'abord; elle s'accélère et devient plus profonde. L'animal revient à lui, il fait des efforts d'abord inutiles pour se remettre sur ses pattes; il y parvient enfin; il chancelle alors et se balance comme dans un état d'ivresse. Le train de derrière paraît à demi paralysé; peu à peu les mouvements se régularisent et reprennent leur force, au bout d'un temps qui varie de 15 à 45 minutes, l'animal est remis; il marche, lisse son poil et ne présente plus de traces de cette épreuve.

Genre de mort. Quand on prolonge trop l'action du gaz, l'animal succombe. Il faut s'arrêter dès que l'anesthésie est complète et ne manier le gaz qu'avec prudence. J'ai perdu des animaux que j'aurais voulu conserver. La mort peut être brusque avec cris et convulsions; le plus souvent l'animal s'éteint doucement, la transition est insensible du sommeil à la mort, à tel point que l'on reste d'abord dans le doute, espérant encore sauver le patient. Souvent contre toute attente il se remet, bien que l'auscultation du cœur n'ait plus fait entendre qu'un faible murmure. La respiration s'arrête toujours avant la circulation; comme le chloroforme et l'éther[1], le gaz oxyde de carbone paraît tuer en paralysant les muscles respirateurs.

Lésions anatomiques. Les lésions anatomiques sont les suivantes: rougeur intense du parenchyme pulmonaire, injections de la musculeuse aérienne, emphysème pulmonaire, disséminé surtout au bord des poumons, sang coa-

---

[1] *Expériences sur l'éthérisation* (*Gaz. méd. de Strasbourg*, février 1847, p. 60).

gulé, ayant une teinte moins foncée que dans les autres asphyxies, plus abondant dans le cœur droit qu'à gauche; rougeur prononcée des tissus.

Pour le chloroforme, j'ai constaté sur les animaux et dans un cas malheureux, qui a donné lieu à une expertise médico-légale[1], des lésions analogues : congestion sanguine du poumon, rougeur du parenchyme et de la muqueuse, quelques caillots de sang dans le cœur et en général une liquidité du sang moindre que dans les autres asphyxies.

Analogie avec les effets du chloroforme. Ces deux substances présentent une grande analogie dans leurs effets : même puissance anesthésique, rapide et certaine, même division en deux périodes, d'excitation et de stupeur; similitude de symptôme quand l'anesthésie est complète; même importance à attacher au trouble de la respiration; même genre de mort. Ressemblance des lésions anatomiques; dans les deux cas, retour à la santé complet et rapide, après les accidents en apparence les plus redoutables.

Tel est l'ensemble des faits qui m'ont conduit à classer l'oxyde de carbone parmi les agents anesthésiques.

Application à la thérapeutique. Pourra-t-on appliquer l'oxyde de carbone à la thérapeutique? Cette question est grave et on ne doit l'aborder qu'avec prudence.

L'observation a déjà commencé à répondre; elle a constaté que l'homme pouvait supporter, sans périr, l'action de l'oxyde de carbone, qu'il pouvait être anesthésié par ce gaz et revenir complétement à la santé.

On sait que le docteur Wytt, après deux ou trois inspirations d'oxyde de carbone, éprouva un tremblement

---

[1] *Recherches médico-légales sur la mort par le chloroforme* (*Gaz. méd. de Strasbourg*, janvier 1852, p. 25).

convulsif avec oblitération presque complète de la sensibilité. Trois ou quatre inspirations déterminèrent une suspension subite des mouvements et des sensations. Cette expérience courageuse, si souvent citée, paraît enfin sous son véritable jour.

L'action anesthésique du gaz oxyde de carbone est encore évidente dans les effets du gaz de l'éclairage. Nous reproduirons textuellement le tableau des symptômes présentés par les victimes de l'accident de Strasbourg (p. 42). « Le système nerveux reçoit les premières atteintes, les forces s'anéantissent, les idées se troublent, la conscience se perd, le malade reste livré sans défense à l'action de la cause, et si l'on parvient à l'y soustraire, il ne conserve aucun souvenir de cette rapide invasion. L'appareil cérébro-spinal, qui a reçu la première influence, présente pendant tout le cours de la maladie des phénomènes prédominants. Aussi longtemps que persiste la conscience des impressions, il y a de la céphalalgie, du malaise, du vertige, un profond abattement. La sensibilité et les facultés intellectuelles s'altèrent très-promptement. La suspension totale de l'intelligence explique seule le séjour prolongé de cinq personnes dans une chambre d'où elles auraient pu s'échapper si facilement. La sensibilité est si complétement abolie, que des contusions graves ne déterminent aucune douleur. La personne qui survit ne conserve aucun souvenir des faits accomplis, caractère distinctif des affections qui suspendent l'exercice des facultés intellectuelles.... Un état de collapsus profond, sinon de paralysie véritable, paraît être un des phénomènes les plus constants. Tous les malades ont été frappés dans leurs forces musculaires. La marche des symptômes permet de rapporter leur développement à trois périodes distinctes.

D'abord se manifestent tous les phénomènes nerveux qui se concilient avec le maintien de la conscience; le trouble profond des facultés intellectuelles et de la motilité leur succèdent; les accidents qui constituent l'asphyxie viennent enfin s'ajouter à ces symptômes.»

En 1845, MM. LAURENT et THOMAS ont été témoins d'une trentaine d'asphyxies occasionnées par le gaz oxyde de carbone, dans les hauts fourneaux où ce gaz est employé, suivant le procédé d'EBELMEN, pour certaines opérations métallurgiques. Voici la description de ces accidents : un léger mal de tête se fait sentir ; bientôt surviennent des vertiges, et l'ouvrier perd connaissance avant d'avoir pu prononcer une seule parole. L'exposition à l'air libre et des moyens très-simples ont suffi pour rendre aux malades l'usage de leurs sens, et même pour leur permettre de reprendre leur travail après quelques heures de repos. Mon collègue M. Küss m'a déclaré que des faits semblables avaient été constatés aux forges de Niederbronn.

Ces observations ne sont-elles pas pour l'espèce humaine un commencement de preuve de l'action anesthésique et de l'innocuité de l'oxyde de carbone.

M. LÉON COZE, agrégé à la faculté de médecine, qui a bien voulu m'assister dans mes dernières expériences, a bientôt partagé ma conviction sur l'action anesthésique et sur l'innocuité du gaz oxyde de carbone; il eut alors l'idée d'employer les injections de ce gaz dans un cas de carcinome ulcéré de la matrice, traité sans succès par les douches d'acide carbonique. La première injection fut faite le 31 décembre 1856, comme le constate l'observation recueillie à la clinique, et depuis cette époque sept douches ont été appliquées. L'innocuité du moyen a été reconnue; la malade n'a éprouvé que quelques vertiges pendant l'opération, sans autres symptômes. La douche a déterminé la cessation presque immédiate de la douleur, qui n'a reparu qu'au bout de quelque temps; on l'a calmée de nouveau par l'application du même moyen. Aucune hémorrhagie ne s'est produite pendant les douches d'oxyde de carbone, circonstance qui tient peut-être à l'action coagulante de ce gaz. Des hémorrhagies avaient accompagné les injections d'acide carbonique. Chez une autre femme, la douche d'oxyde de carbone a provoqué rapidement des vertiges qui ont décidé à en supprimer l'emploi[1].

M. Léon Coze a essayé l'action anesthésique locale du gaz oxyde de carbone, sur une femme atteinte de coxalgie et qui éprouvait de vives douleurs dans la hanche. Un appareil en caoutchouc, enchassant le genou, maintenait cette partie dans un bain d'oxyde de carbone. Les

---

[1] L'utilité des douches vaginales semble encore résulter de deux autres observations, dans lesquelles M. L. Coze a réussi à calmer les symptômes nerveux offerts par deux femmes hystériques (mémoire présenté par M. L. Coze à l'Académie des sciences, le 2 mars 1857).

Nous avons essayé sur des lapins l'action des injections rectales. Une insufflation considérable portée au point de ballonner le ventre, déterminait d'abord une gêne et une accélération de la respiration, évidemment dues à l'action mécanique du gaz. La respiration s'élevait à 120; au bout de vingt à trente minutes, on observait une diminution notable de la sensibilité, surtout dans le train postérieur; l'animal restait immobile, comme engourdi; la respiration descendait à 90 et à 60. Au bout d'une heure environ, il commençait à se remettre et le lendemain il était rétabli. Cette expérience laisse des doutes sur l'action anesthésique des injections rectales, tout en attestant leur innocuité. M. L. Coze les a employées chez un épileptique, sans produire d'effets. Peut-être des injections de ce genre seraient-elles de quelque utilité pour calmer les douleurs dans les cas de cancer du rectum ou d'ulcération de la muqueuse.

douleurs sont restées les mêmes[1], mais au bout de quelques heures, il s'est développé des vertiges, accompagnés de céphalalgie et d'anxiété. On a enlevé l'appareil. Les accidents d'une intensité médiocre ont encore persisté pendant plus de vingt-quatre heures. Le membre a paru engourdi; mais il faut ici faire la part de la pression exercée par le caoutchouc. Cette observation peut être considérée comme une preuve de l'absorption cutanée de l'oxyde de carbone. L'analyse chimique, faite par M. Hepp, a démontré que le gaz était resté pur dans l'appareil; il avait seulement diminué de quantité.

Tels sont les faits sur lesquels j'ai cru pouvoir baser cette conclusion que *le gaz oxyde de carbone a sa place marquée en tête des substances anesthesiques*. C'est une arme de plus entre les mains du médecin, utile peut-être, mais à coup sûr redoutable, et qu'on ne doit manier qu'avec la plus excessive prudence. En affirmant l'action

---

[1] Le bain local d'oxyde de carbone a plus tard réussi à calmer les douleurs dans deux cas de rhumatisme et de périostite (note de M. L. Coze); il est permis d'espérer que l'oxyde de carbone pourra être utile comme anesthésique local. Nous devons cependant faire remarquer que la question de l'absorption cutanée de l'oxyde de carbone n'est pas encore complétement résolue. M. Ozanam a observé que l'action de ce gaz était très-lente ou presque nulle sur la peau recouverte de son épiderme, surtout quand on l'appliquait sur une portion limitée des téguments; il a démontré, au contraire, par des expériences décisives, que l'oxyde de carbone agissait comme anesthésique local sur le derme dénudé (*Arch. génér. de méd.*, février 1857).

Nous avons constaté sur des lapins qu'en faisant pénétrer par l'insufflation une grande quantité d'oxyde de carbone dans le tissu cellulaire sous-cutané, on ne produisait aucun effet anesthésique. Le lendemain les animaux étaient encore emphysémateux, sans éprouver aucun symptôme. La face externe du derme est évidemment bien plus apte à l'absorption que l'interne.

anesthésique du gaz oxyde de carbone, c'est un devoir de signaler en même temps, et de la manière la plus catégorique, les dangers qui résultent de la forme gazeuse et des effets rapides de cet agent, afin de ne point porter la responsabilité des accidents qui pourraient survenir un jour.

II. RECHERCHES SUR L'AMYLÈNE.

ACTION ANESTHÉSIQUE[1].

L'anéantissement de la douleur dans les opérations chirurgicales est une des plus magnifiques découvertes des temps modernes; mais cet immense avantage est contrebalancé par un péril. Sans doute, on s'est exagéré les dangers qu'entraîne l'emploi des anesthésiques qui sont aujourd'hui en notre puissance. Entre des mains prudentes et exercées, ce danger est presque nul, la chance fatale est minime; elle existe cependant et elle plane sur chaque opération. En présence d'un bienfait incontestable et d'un péril plus que douteux, le médecin ne peut refuser à ses malades l'application de l'anesthésie. Le chloroforme s'est introduit dans la pratique de tous les jours et son règne n'est pas près de finir. Il reste cependant à chacun de nous une vague inquiétude et une arrière-pensée. On conserve l'espérance qu'un jour viendra où la science, faisant un pas nouveau, découvrira un agent aussi puissant et plus sûr que ceux que nous possédons aujourd'hui. Il existe toute une série de corps, mine encore inépuisée, qui

[1] Mémoire présenté à l'Académie de médecine (*Gazette médicale de Strasbourg*, février 1857; *Gazette hebdomadaire de médecine et de chirurgie*, Paris, 6 mars 1857.

nous promet ce *type des anesthésiques*, à l'aide duquel le médecin, analysant les fonctions, éteindra à son gré celle dont le silence lui sera nécessaire.

A côté de la recherche de cet anesthésique absolu, une autre étude est encore utile. Chaque anesthésique peut avoir ses indications et ses applications particulières, suivant les âges et les maladies, suivant la nature et la durée des opérations; à tous ces titres, l'annonce d'un nouvel agent est accueillie avec l'intérêt le plus vif; on a hâte, pour ainsi dire, d'apprécier la valeur d'une découverte qui peut être un nouveau bienfait pour l'humanité, et de tous côtés les expérimentateurs se mettent à l'œuvre.

Historique. L'historique de l'amylène peut encore se résumer en quelques lignes : cette substance a été découverte par M. BALARD en 1844; M. JOHN SNOW, médecin anglais, a eu l'insigne honneur de reconnaître ses propriétés anesthésiques. Après l'avoir expérimentée sur des animaux et sur lui-même, le 10 novembre 1856, il l'emploie chez deux jeunes gens pour des extractions de dents; la réussite est incomplète. Le 4 et le 5 décembre, il obtient un succès remarquable dans des opérations légères. Le 13 décembre, on entreprend des opérations plus graves. M. FERGUSSON pratique l'amputation de la cuisse et l'opération de la taille; le 10 janvier 1857, M. SNOW fait connaître sa découverte à la Société royale de Londres; les opérations étaient alors au nombre de vingt-deux. Voici les principaux faits constatés par l'inventeur : Le temps nécessaire pour produire l'anesthésie a varié de deux à six minutes; l'amylène était versé sur une éponge; les doses employées s'élevaient d'une demi-once à trois onces. On n'a observé ni salivation ni nausées. Le coma était moins profond qu'avec le chloroforme. On a quelquefois noté de la rigidité et des moments convulsifs. L'intelligence a paru persister chez deux malades, quoique la sensibilité fût éteinte. La respiration et la circulation s'accéléraient. La face devenait turgescente.

M. Smith, médecin accoucheur, réussit à enlever, par l'amylène, la conscience des douleurs qui accompagnent les contractions utérines, en déterminant une anesthésie complète, mais fugace. Les contractions conservaient toute leur force. Il produisit, sans aucun inconvénient, l'insensibilité et la stupeur pendant les dernières douleurs de l'accouchement.

A Paris, la découverte de l'amylène a été contrôlée par de nombreux et habiles expérimentateurs. Le *Bulletin thérapeutique*, la *Gazette hebdomadaire*, la *Gazette médicale*, l'*Union médicale*, les *Archives de médecine*, ont déjà publié la relation de ces essais. Quelques difficultés se sont élevées au sujet de la pureté de l'amylène, qu'il importe de distinguer du produit impur et fétide, obtenu au moyen de l'acide sulfurique. Après quelques insuccès, quelques hésitations inévitables dans une question nouvelle, l'observation paraît avoir généralement confirmé les assertions du médecin anglais. M. Giraldès a recueilli des faits positifs à l'hôpital des enfants; les recherches de M. le docteur Debout concordent d'une manière remarquable avec les résultats que nous avons obtenus[1].

La pureté de l'agent est la première de toutes les conditions pour les substances anesthésiques; l'étude

---

[1] *Bulletin de thérapeutique*, 15 mars 1857.

pharmaceutique doit précéder l'examen des propriétés médicales. C'est conformément à ce principe que M. Hepp, pharmacien en chef des hospices civils de Strasbourg, a bien voulu s'associer à nos recherches; il a mis à notre disposition de l'amylène pur; il nous a communiqué la notice pharmaceutique que l'on va lire; il a pris part à toutes nos expériences dont il adopte les conclusions générales, et je constate ici avec reconnaissance son habile collaboration.

Ce travail se divise en quatre parties : 1° L'étude pharmaceutique ; 2° les expériences sur les animaux ; 3° les observations ; 4° le résumé et les conclusions.

NOTICE PHARMACEUTIQUE.

Origine. Les eaux-de-vie de marcs, les liqueurs qui résultent de l'action du ferment sur la fécule de pommes de terre, possèdent une saveur désagréable, qui provient d'une matière huileuse, connue sous le nom d'*essence de pommes de terre.* On a dérivé de l'essence de pommes de terre un grand nombre de composés, offrant une analogie telle avec ceux que l'on a obtenus de l'alcool, que les chimistes n'ont pas hésité à regarder cette essence comme un véritable alcool auquel ils ont donné le nom d'*alcool amylique*.

En mettant en contact avec l'alcool amylique des agents de déshydratation, tels que l'acide sulfurique, l'acide phosphorique concentré, les gaz fluo-boriques et fluo-siliciques, le chlorure de zinc en solution concentrée, on obtient un hydrogène carboné, $C^{10}H^{10}$, homologue au gaz oléfiant, auquel M. Balard a donné le nom d'amylène. Le chlorure de zinc est celui des corps employés par M. BALARD qui exerce l'action la plus nette.

Par l'action de la chaleur et du chlorure de zinc, on décompose l'alcool amylique en trois carbures d'hydrogène inégalement volatils.

Propriétés. M. BALARD a réservé le nom d'amylène au carbure le plus volatil. C'est un liquide incolore, très-fluide, d'une pesanteur spécifique de 0,661, à 12 degrés; la densité de sa vapeur est de 2,45 ou 2,68 suivant les auteurs; le point d'ébullition est variable.

Voici le tableau comparatif des densités du chloroforme, de l'éther et de l'amylène :

	Chloroforme.	Ether.	Amylène.
Pesanteur spécifique. .	1,506	0,715	0,661
Densité de la vapeur. .	4,199	2,250	2,450?
Point d'ébullition. . .	60°	35°,6	20° à 35°

Nous donnons pour la pesanteur spécifique et pour le point d'ébullition du chloroforme et de l'amylène, les résultats obtenus par M. HEPP. Le point d'ébullition de l'amylène avait déjà été fixé à 35 degrés par FRANKLAND, au lieu de 39 degrés, chiffre indiqué par d'autres chimistes[1].

Le point de l'ébullition de l'amylène inférieur à la température animale, est tel qu'introduit dans les vaisseaux, il s'y vaporise brusquement; il y circule à l'état de gaz, rapidement éliminé par les poumons.

L'amylène est soluble dans l'alcool et l'éther; il est à peu près insoluble dans l'eau.

L'odeur de l'amylène est, suivant l'expression de M. SNOW, moins agréable que celle du chloroforme,

[1] Voy. p. 38, *Variabilité du point d'ébullition.*

moins désagréable que celle de l'éther; elle n'est ni piquante, ni irritante, et elle n'excite, en général, aucune répugnance. Elle rappelle de loin l'odeur de l'huile de naphte.

Inflammabilité. L'amylène s'enflamme avec facilité. Une éponge imbibée de cette substance prend feu rapidement; les vapeurs peuvent même s'allumer à une certaine distance de l'éponge. Il y aura donc des précautions à prendre pour les opérations d'anesthésie qui se feront à la lumière artificielle.

L'amylène brûle avec une flamme blanche, accompagnée d'un peu de fumée. Quand on compare sa flamme à celle de l'éther qui brûle plus facilement encore, on distingue des teintes un peu foncées et légèrement rougeâtres dans la flamme de l'amylène.

Le chloroforme, au contraire, ne brûle qu'avec beaucoup de difficulté, et en donnant à la flamme une teinte verdâtre.

Congélation. Un phénomène curieux s'est produit pendant les opérations d'anesthésie à l'aide de l'amylène. L'évaporation de ce corps est tellement rapide, qu'il s'est déposé sur l'éponge de petits cristaux blanchâtres formés par l'amylène congelé. Les cristaux placés sur la langue s'évaporaient rapidement en laissant une sensation d'éther.

Préparation. La préparation de l'amylène n'offre aucune difficulté. On commence par rectifier l'alcool amylique en le secouant avec de l'eau, pour enlever l'alcool qu'il peut contenir, puis on distille sur du chlorure de calcium, en recueillant le produit au moment où le point d'ébullition arrive à 130 degrés. On mélange dans une cornue parties égales d'alcool amylique et de chlorure de zinc, marquant au moins 70 degrés à l'aréomètre de Baumé, on agite fréquemment pendant que la température s'élève, afin de faciliter la dissolution du chlorure de zinc. La distillation commence vers 130 degrés. Le produit de la distillation est un mélange d'amylène, de paramylène et de métamylène, et est rectifié à la température du bain-marie. On ne recueille que la partie la plus volatile, qui est agitée avec son volume d'acide sulfuriqne concentré; c'est un moyen facile de séparer l'amylène des autres carbures qui se sont produits simultanément. Il suffit de distiller le liquide séparé par l'acide sulfurique pour disposer d'un produit pur. L'expérience a fait abandonner plus tard le lavage par cet acide.

L'amylène obtenu par l'action de l'acide sulfurique sur l'acide amylique est d'une odeur repoussante d'urine de chat, due à un composé d'une nature particulière, contenant du soufre parmi ses éléments et dont la séparation est difficile. On obtient, du reste, par l'emploi de l'acide sulfurique peu d'amylène, beaucoup de paramylène, de l'éther et de l'aldéhyde amylique, la température étant portée jusqu'à 160 degrés pendant cette réaction.

La préparation au moyen du chlorure de zinc est encore la plus efficace, mais elle est jusqu'ici dispendieuse, et on n'obtient qu'avec assez de peine les grandes quantités d'amylène que paraît nécessiter l'emploi de ce moyen anesthésique. Ces difficultés ne seront très-probablement que passagères, l'alcool amylique ayant en lui-même peu de valeur. Il n'est guère employé que pour la préparation de l'acide valérianique, et dans quelques usines il sert à l'éclairage.

Une expérience faite sur le paramylène a fait reconnaître qu'il ne possédait pas les propriétés anesthésiques de l'amylène.

EXPÉRIENCES SUR LES ANIMAUX.

Mode d'expérimentation. Les expériences ont été faites sur des lapins. On s'est servi d'une bourse en caoutchouc, ayant d'un côté une ouverture ronde, dans laquelle on introduisait la tête de l'animal, et se terminant de l'autre côté par un prolongement de forme tubulaire. Ce prolongement permet à l'air extérieur de pénétrer dans la poche ; on peut l'adapter à un tube de verre pour y introduire tel ou tel gaz, ou pour recevoir sous une cloche l'air expiré par l'animal.

On plaçait dans la poche une petite éponge imbibée d'une quantité déterminée d'amylène qui variait de 2 à 4 et 6 grammes. Ce mode d'expérimentation permet de faire avec une certaine rigueur l'essai des substances anesthésiques. L'animal est placé dans des conditions toujours semblables ; il respire librement, la tête engagée dans la bourse ; il faut que le rebord de l'ouverture porte inférieurement sur les mâchoires : si la compression s'exerçait sur le larynx, elle déterminerait un étranglement mortel.

Voici les symptômes que nous avons observés :

Invasion. L'animal reste d'abord immobile et il retient sa respiration ; bientôt il s'agite, il s'élance, cherchant à se soustraire au péril. Après cette agitation violente et une résistance désespérée, il s'arrête, il chancelle, il tombe sur le flanc. Ce premier effet s'est produit en un temps qui a varié d'une demi-minute à deux minutes et demie ; sa moyenne était d'une minute.

Quand l'animal est sur le flanc, il n'est pas encore insensible. En pinçant les extrémités ou la queue, on détermine des mouvements ou même des convulsions.

Ici deux cas peuvent se présenter : ou bien l'animal tombe graduellement dans l'anesthésie, s'affaiblissant peu à peu, ou bien la période anesthésique est précédée par de la raideur et par des mouvements convulsifs.

Raideur générale et tremblement musculaire, voilà les deux phénomènes initiaux les plus fréquents. L'animal pousse quelquefois des cris.

Il s'écoule une ou deux minutes, depuis le moment où l'animal est sur le flanc jusqu'à celui où l'anesthésie est complète.

Sur seize expériences on a noté huit fois cette raideur et ce tremblement des membres, et il est probable que ces symptômes ont existé plus souvent. La raideur et le tremblement étaient quelquefois assez intenses : ces accidents duraient d'une demi à une ou deux minutes, et ils disparaissaient quand l'anesthésie devenait complète.

On peut donc admettre dans l'invasion deux périodes : la résistance volontaire durant d'une demi-minute à deux minutes, la raideur convulsive avec tremblement qui se prolonge pendant le même espace de temps.

D'autres animaux, une fois sur le flanc, arrivaient sans raideur convulsive à l'anesthésie.

Nous n'avons pas reconnu par quelles raisons cette période convulsive pouvait alternativement manquer ou se produire dans une série d'expériences faites sur le même animal.

Anesthésie. L'anesthésie complète s'est établie en un temps qui a varié d'une à quatre minutes ; la moyenne était de deux à trois. Quand un animal était soumis à plusieurs amylénations consécutives, dans les dernières il s'abattait plus facilement. En prolongeant suffisamment l'expérience, nous avons obtenu une anesthésie aussi complète que celle que produit le chloroforme : insensibilité absolue, résolution des membres, corps semblable à une pâte molle, que l'on pouvait manier et pétrir à son gré.

Mais la stupeur ne restait pas longtemps à ce degré presque absolu ; elle diminuait promptement, elle se dissipait vite. Quand on enlevait l'appareil, l'animal se réveillait en une ou deux minutes ; l'anesthésie commençait à s'affaiblir au moment même, pour ainsi dire, où on cessait l'action de l'amylène. On n'obtenait pas de ces sommeils prolongés qui succèdent à l'emploi du chloroforme.

Quand la tête de l'animal restait engagée dans la poche où se trouvait l'éponge imbibée d'amylène, l'anesthésie se prolongeait davantage, entretenue par la persistance de la cause ; elle durait plusieurs minutes, suivant la quantité d'amylène employée ; mais, dès que l'évaporation avait raréfié la vapeur, on voyait promptement la connaissance revenir. La raideur et les tremblements qui avaient précédé l'anesthésie reparaissaient fréquemment quand celle-ci commençait à diminuer.

L'animal se remettait un peu moins rapidement qu'à l'air libre, quand on remplaçait la calotte à éponge par la poche à tube effilé.

On pouvait donc à volonté prolonger l'anesthésie, mais à la condition de ne pas interrompre, ou de ne suspendre que pendant une minute au plus l'action de l'amylène.

Symptômes particuliers. L'insensibilité s'établissait plus promptement dans les membres postérieurs que dans les antérieurs ; elle y persistait plus longtemps , le train de derrière restait affaibli pendant quelques instants.

Les yeux ont été quelquefois injectés et larmoyants.

La respiration a été souvent laryngée et ronflante; on entendait un ronchus sonore, qui n'était nullement un signe défavorable. La respiration n'a jamais présenté ce ralentissement notable qu'on observe par l'oxyde de carbone; elle s'accélérait au début et elle se ralentissait à peine pendant l'anesthésie; elle éprouvait presque toujours une accélération notable quand l'animal commençait à se remettre.

Mode de rétablissement. L'animal se remettait promptement; le rétablissement était souvent précédé de raideur et de tremblement musculaire. Sur seize observations, on a noté cinq fois au moins ces symptômes. La respiration s'accélérait toujours. Deux ou trois minutes suffisaient pour dissiper l'anesthésie; l'animal se relevait et bientôt il pouvait marcher. En dix minutes, le rétablissement était complet, même dans les cas où l'action de l'amylène avait été prolongée pendant une demi-heure.

Innocuité de l'amylène. L'innocuité de l'amylène résulte des faits suivants : On peut anesthésier le même animal un grand nombre de fois sans que sa vie soit compromise; le rétablissement est rapide après les épreuves les plus multipliées. On peut épuiser sur un animal, dans sa poche en caoutchouc, les effets de 2, 4 et 6 grammes d'amylène et aller même au delà; l'animal dort tant que l'anesthésique est en quantité suffisante;

il se remet dès que les vapeurs diminuent; il revient complétement à lui, malgré les conditions défavorables où il est placé, la tête toujours engagée dans la poche en caoutchouc.

Avec le chloroforme, dans des conditions semblables, la mort est infaillible; qu'on laisse l'appareil une ou deux minutes après que la stupeur est complète, l'animal a cessé d'exister. L'éther a présenté des résultats à peu près analogues à ceux de l'amylène; dans un cas cependant où la quantité d'éther était considérable, l'animal a succombé. L'amylène était évidemment beaucoup moins dangereux que le chloroforme; son innocuité dépassait celle de l'éther.

Genre de mort. Aucun animal n'a péri par les seuls effets de l'amylène, bien que cette substance ait été employée à très-haute dose et que son action ait été prolongée. Un lapin a succombé, par suite d'une compression accidentelle du larynx, au moment où il était dans la stupeur. L'asphyxie est facile quand l'anesthésie est complète; le plus léger obstacle à l'entrée de l'air est rapidement une cause de mort. On trouva sur cet organe une forte ecchymose. Les poumons étaient d'un rouge pâle, parsemés en arrière de quelques extravasations sanguines; le sang était accumulé dans le cœur droit, distendu par un caillot volumineux et dense qui se prolongeait dans les gros vaisseaux. Un lapin qui avait succombé par l'éther, examiné comparativement, présentait une rougeur pulmonaire très-prononcée, avec une forte ecchymose qui envahissait tout un poumon; le sang était liquide et ne renfermait que quelques caillots diffluents. Le foie avait une teinte plus foncée que dans le cas précédent.

Inflammabilité de l'haleine chargée de vapeurs d'amylène. Peut-on enflammer l'haleine d'un animal anesthésié par l'amylène ? On produit avec facilité ce phénomène quand la substance est injectée dans les veines. Nous avons fait avec M. L. Coze l'expérience suivante : 3 grammes environ d'amylène sont injectés dans la veine jugulaire interne d'un lapin, en dirigeant l'injection du côté du cœur ; l'animal est pris tout à coup d'une raideur convulsive ; les yeux se gonflent au point que l'un d'eux, énormément distendu, semble prêt à sortir de l'orbite. Un prompt affaissement succède à cette agitation convulsive. On approche de la bouche un corps en ignition, l'haleine prend feu, et chaque expiration projette une flamme allongée. L'animal ne tarde pas à succomber. Le cœur et la veine cave inférieure renferment des bulles de gaz amylénique qui s'enflamment à l'approche d'un corps en ignition.

Nous avons recherché avec M. Hepp, si l'haleine d'un animal anesthésié par la méthode ordinaire contenait assez d'amylène pour devenir inflammable. Quand l'animal était plongé dans la stupeur, on substituait à la bourse qui contenait l'éponge amylénée une autre poche en caoutchouc, qui se terminait par un tube en verre très-effilé. Deux fois seulement nous avons cru voir une petite flamme se produire à l'approche d'un corps en ignition ; le plus souvent on n'obtenait aucun résultat ; l'air expiré agitait la flamme de l'allumette sans prendre feu.

L'inflammation était rapide lorsqu'on essayait l'air expiré qui traversait l'éponge imbibée d'amylène ; on enflammait à distance les vapenrs qui s'exhalaient de l'appareil ; chaque expiration produisait un jet lumineux.

Injection dans les vaisseaux. L'injection de l'amylène dans les veines a produit des convulsions, un affaissement subit, l'inflammabilité de l'haleine, une mort assez prompte; nous avons ensuite examiné les résultats de l'injection dans les artères. Cette étude avait pour but de déterminer un des points d'analogie qui pouvait exister entre l'amylène, le chloroforme et l'éther. On sait, d'après les curieuses expériences de M. Coze, que le chloroforme injecté dans les artères détermine une raideur extraordinaire des muscles, raideur analogue à la rigidité cadavérique. L'éther sulfurique ne produit rien de semblable, les muscles conservent leur souplesse. Quelle que soit la cause de ce singulier phénomène, il était intéressant de rechercher si l'amylène agissait sur les muscles comme le chloroforme ou comme l'éther. L'expérience a été répétée par mon collègue M. le professeur Michel et par M. L. Coze; l'injection a été poussée dans l'artère crurale et dans l'aorte descendante; les membres ne sont pas raidis; l'amylène n'agissait donc pas comme le chloroforme; on constatait au contraire un nouveau point d'analogie entre cette substance et l'éther.

OBSERVATIONS.

Nous avons eu l'occasion d'employer l'amylène à la clinique des maladies des enfants. M. le professeur Rigaud en a fait usage avec succès à la clinique chirurgicale. Voici les détails de ces deux observations :

Obs. Ire. Salle 67, nº 37. R., enfant de trois ans, scrofuleux, d'une constitution affaiblie par la misère, entre à l'hôpital le 16 février, atteint d'eczéma chronique avec excoriation de la face, de spina ventosa de plusieurs doigts et orteils, et d'ophthalmie granuleuse; la paupière supérieure du côté droit commence à se renverser; elle est couverte de granulations rougeâtres, presque fongueuses. Les cris et la résistance de l'enfant empêchent d'explorer les deux cornées transparentes. On se décide à cautériser les granulations et à anesthésier l'enfant à l'aide de l'amylène[1]. M. le professeur MICHEL veut bien se charger de cette petite opération.

Nous employons, pour appliquer l'amylène, un cornet de papier très-épais, coupé à son extrémité pointue de manière à laisser à l'air un libre passage. Une éponge est fixée par une épingle au fond de ce cornet; on l'imbibe d'amylène, puis on applique sur la face de l'enfant, au devant de la bouche et des narines, la partie évasée du cornet.

Le petit malade est à jeun depuis huit heures du matin, précaution nécessaire à cet âge. L'opération commence à une heure vingt-huit minutes. L'enfant résiste, pleure, sans paraître éprouver de répugnance contre l'odeur de l'amylène; il se débattait bien plus vivement quand on cherchait à lui entr'ouvrir les paupières. Il lutte pendant trois minutes; l'éponge est imbibée de nouveau à deux ou trois reprises. Tout à coup ses cris diminuent; ils cessent et le petit malade devient insensible. On cautérise rapidement un des yeux; la sensibilité revient presque aussitôt; l'amylène est appliqué de nouveau à deux ou trois reprises, et l'anesthésie se reproduit; on profite de cet instant pour cautériser l'autre œil et en neuf minutes tout est terminé.

---

[1] On pourrait dire amyléner, amylénation.

L'enfant n'est pas tombé dans ce coma profond qui est si facilement produit par le chloroforme. L'anesthésie n'a pas été jusqu'à la résolution musculaire, résultat inutile pour une opération de ce genre. La sensibilité, la motilité et la connaissance ont été suspendues à deux reprises pour un instant; elles ont reparu dès qu'on a cessé l'emploi de l'anesthésique. L'amylénation a suffi pour éteindre la douleur pendant une opération rapide.

Le pouls est resté à 108 avant comme après l'opération; la respiration accélérée par la colère du petit malade ne s'est pas ralentie pendant l'anesthésie. Il n'y a pas eu de nausées. L'enfant s'est remis presque instantanément; neuf minutes après l'opération on lui a donné une friandise qu'il a prise avec avidité.

Obs. II. Le 21 février M. le professeur Rigaud a employé l'amylène à la clinique chirurgicale de la faculté de médecine dans un cas d'amputation de doigt, nécessitée par une carie. Le malade est un homme d'une quarantaine d'années. M. Rigaud fait usage du procédé suivant :

Une éponge imbibée d'amylène est placée dans une espèce de godet fait avec une compresse doublée de taffetas gommé jusqu'à la moitié de sa hauteur. On verse sur l'éponge 20 à 25 grammes d'amylène et on applique hermétiquement ce petit appareil sur la bouche et sur les narines du malade. L'odeur de l'amylène ne paraît pas l'impressionner d'une manière désagréable, mais l'effet est lent à se produire. Trois ou quatre fois une nouvelle dose d'amylène est versée sur l'éponge. Au bout de quinze à vingt minutes, une légère contraction se manifeste, accompagnée de quelques frémissements fibrillaires; l'anesthésie se produit tout à coup ; on enlève la compresse ; l'insensibilité se prolonge pendant dix à quinze minutes, sans qu'on ait besoin de recourir de nouveau à l'amylène. On remarque, pendant cette période de stupeur, que la circulation se ralentit vers la fin de l'opération, que la respiration reste calme, accompagnée d'un léger ronflement, que la résolution des membres n'est pas aussi complète que par le chloroforme. Le réveil du malade est précédé d'un léger tremblement musculaire et d'un pen d'excitation hilariante. Il n'a pas eu de nausées ni de salivation. Le malade dit s'être endormi sans le savoir, avoir rêvé de jeux et avoir entendu une musique passagère; il ne s'est pas aperçu de l'opération. Il revient à lui promptement. Au bout d'une demi-heure, il marche en éprouvant quelques vestiges, sans céphalalgie. Ces légers symptômes se dissipent très-vite et l'opéré se retrouve dans son état ordinaire. On avait employé 100 grammes d'amylène.

M. Rigaud considère ce premier essai comme très-favorable à l'amylène. L'opéré n'a couru aucune espèce de danger ; il n'est pas tombé dans cet état d'oppression et d'asphyxie imminente qui accompagne souvent l'action du chloroforme. L'anesthésie s'est prolongée assez longtemps pour qu'il eût été possible de faire une opération importante, sans renouveler l'application de l'amylène. Ce dernier résultat mérite surtout d'être remarqué.

RÉSUMÉ ET CONCLUSIONS.

Nous résumerons les faits principaux de ce travail dans les propositions suivantes :

1° La pureté de l'amylène est une condition indispensable de son emploi; le paramylène n'a pas d'action anesthésique; l'amylène préparé par l'acide sulfurique a une odeur affreuse, qui en rend l'usage impossible.

2° L'odeur de l'amylène est, suivant l'expression même de M. Snow, moins désagréable que celle de l'éther et moins agréable que celle du chloroforme. Cette odeur est assez faible, analogue à celle de l'huile de naphte; elle n'est pas irritante; elle ne paraît pas exciter la répugnance des malades.

3° La vapeur d'amylène s'enflamme avec facilité; des précautions doivent être prises pour les anesthésies qui se font à la lumière artificielle.

4° L'amylène a une volatilité tellement grande, qu'il faut des quantités considérables de cette substance pour chaque opération; l'évaporation est assez rapide pour que des cristaux congelés se forment sur l'éponge où l'on verse l'amylène.

Si l'on ne veut point employer les appareils à éther, qui semblent diminuer la sécurité, il faut au moins prendre des précautions pour éviter la diffusion des vapeurs; un cornet de papier ou un cône de linge, doublés de toile cirée dans une partie de leur hauteur, ouverts aux deux bouts et renfermant une éponge, peuvent servir pour pratiquer l'amylénation.

5° L'anesthésie s'est produite chez les animaux en deux ou trois minutes; elle a été précédée, au moins dans la moitié des cas, par une raideur convulsive et par des tremblements fibrillaires des muscles.

6° En général, les effets de l'amylène sont moins profonds et moins durables que ceux du chloroforme; mais avec une dose considérable et une action prolongée de l'amylène, l'anesthésie devient aussi complète que celle que produit le chloroforme; l'insensibilité est absolue; la résolution des membres est portée au point que le corps ressemble à une pâte molle que l'on peut pétrir à son gré.

7° La stupeur diminue rapidement dès qu'on cesse l'action de l'amylène; une ou deux minutes suffisent presque toujours pour que la sensibilité reparaisse.

8° Au moment où l'anesthésie diminue, on voit souvent se reproduire la raideur et les tremblements musculaires.

9° En continuant l'action de l'amylène, on prolonge presque indéfiniment la période d'anesthésie.

10° L'insensibilité a paru s'établir d'abord dans les membres postérieurs et y persister plus longtemps.

Les yeux ont été quelquefois injectés et larmoyants.

11° La respiration, presque toujours accélérée, n'a présenté pendant l'anesthésie qu'un ralentissement passager et médiocre; elle devenait plus rapide au moment où l'animal commençait à se remettre; elle a été souvent accompagnée d'un ronflement sonore.

12° L'haleine de l'animal contenait une quantité suffisante d'amylène pour s'enflammer à l'approche d'un corps en ignition, lorsque cette substance avait été injectée dans les veines.

13° L'anesthésie une fois produite, on pouvait prolonger sans inconvénient l'action de l'amylène, tandis qu'en agissant de même avec le chloroforme, on causait rapidement la mort.

14° Le rétablissement des animaux était rapide et complet; aucun d'eux n'a succombé par la seule action de l'amylène.

15° Toute gêne apportée à la respiration pendant l'anesthésie, détermine rapidement la mort.

16° L'amylène injecté dans les artères ne produit pas la raideur des muscles, à la manière du chloroforme; les membres restent souples, comme on l'observe à la suite des injections d'éther.

17° On a produit chez un enfant une anesthésie passagère suffisante pour une opération de courte durée, et chez un adulte une anesthésie profonde qui s'est prolongée pendant plusieurs minutes après la cessation des inhalations et qui aurait permis de faire une opération importante; la résolution musculaire a été moins absolue qn'avec le chloroforme, et les deux malades se sont remis plus rapidement.

Nous formulerons en ces termes notre opinion sur la valeur du nouvel agent anesthésique:

a) En général, les effets de l'amylène sont moins rapides, moins profonds et moins durables que ceux du chloroforme; mais avec une dose suffisante et une action prolongée, on peut produire une anesthésie aussi complète. Il est plus facile, avec l'amylène qu'avec le chloroforme, de s'arrêter à une anesthésie superficielle, anéantissant la sensibilité, sans amener la résolution des membres.

b) L'action de l'amylène se rapproche plus de celle de l'éther que de celle du chloroforme.

c) L'amylène est moins dangereux que le chloroforme; son innocuité paraît plus grande que celle de l'éther.

d) L'amylène est appelé à rendre des services dans tous les cas où l'on n'a besoin que d'une insensibilité passagère et où il importe que la stupeur disparaisse rapidement. Cette substance pourra être utile pour produire l'anesthésie chez les enfants. Si l'expérience confirme les faits qui semblent établir son innocuité, il est vraisemblable que dans beaucoup de circonstances l'amylène remplacera le chloroforme.

APPLICATIONS MÉDICALES[1].

L'histoire de l'amylène s'enrichit de faits nouveaux qui permettent de mieux apprécier la valeur générale de cet anesthésique et ses indications particulières.

Nous ajouterons quelques remarques à celles que nous avons exposées dans le numéro de février de la *Gazette médicale de Strasbourg*. Ces recherches porteront sur les points suivants: 1° pureté de l'amylène; 2° mode d'amylénation; 3° application à l'obstétricie et emploi médical; 4° anesthésie chez les enfants.

PURETÉ DE L'AMYLÈNE.

Cette question est capitale; elle est complexe et plus difficile à résoudre qu'on ne le supposait au premier abord.

M. Hepp, dans sa première note, avait recommandé le lavage au moyen de l'acide sulfurique. Des expériences multipliées et faites en grand lui ont bientôt démontré que l'action de l'acide sulfurique ne tardait pas à altérer l'amylène et même à détruire cette substance. Quand on lave l'amylène avec un cinquième d'acide sulfurique, on obtient un produit volatil dont l'odeur n'est déjà plus celle de l'amylène pur; ce produit présente à un faible degré une arrière-odeur de bois de sassafras, qui persiste

[1] Second mémoire (*Gazette médicale de Strasbourg*, 25 mars 1857; *Bulletin de thérapeutique*, 30 mars 1857).

un instant après que l'odeur véritable de l'amylène s'est dissipée.

Si le mélange se fait à proportions égales, l'amylène se décompose, il se dégage de l'acide sulfureux et il ne reste plus aucune trace de l'odeur de l'amylène. Le résidu est un corps tout à fait différent, sur la nature duquel M. HEPP n'est pas encore fixé. Du paramylène paraît se reproduire; la même substance se forme encore, quand on distille à plusieurs reprises de l'amylène sur du chlorure de zinc.

Il résulte de ces expériences que le lavage par l'acide sulfurique doit être abandonné ou, du moins, n'être employé qu'en faible proportion au début de l'opération. La distillation répétée est le seul moyen rationnel et certain d'obtenir de l'amylène pur. Il conviendra de fractionner les produits et de recueillir seulement les parties les plus volatiles. L'amylène ne pourra qu'y gagner sous le rapport de sa pureté et de son odeur. M. DEBOUT, rédacteur en chef du *Bulletin thérapeutique*, a constaté le même fait.

Point d'ébullition. Cette question qui semblait résolue est encore un objet de controverse. Le point d'ébullition doit se trouver, d'après M. HEPP, entre 20 et 30 degrés, sans qu'il ait pu jusqu'ici le fixer d'une manière précise. La substance qu'on a employée pour ces recherches était aussi pure que possible; elle était rendue telle par de nombreuses distillations avec fractionnement des produits.

On a constaté les faits suivants : à 20 degrés, l'ébullition commence; elle atteint son maximum entre 30 et 35 degrés; elle continue sans interruption jusqu'à 40 degrés et même au delà, sans qu'il soit possible de déterminer avec fixité le point où, l'ébullition continuant, la température cesse de s'élever. M. Debout[1] a aussi constaté la variabilité du point d'ébullition : « L'échantillon d'amylène qui nous a été envoyé de Londres par M. Snow, bout à 31 degrés; celui qui est préparé par la maison Ménier, à Paris, a son point d'ébullition à 28 degrés. Ni l'un ni l'autre ne sont donc des produits chimiquement purs. La volatilité plus grande du médicament rend son action plus rapide; au point de vue de l'anesthésie, c'est un avantage incontestable. »

L'amylène change-t-il de nature pendant l'ébullition comme beaucoup d'hydro-carbures? Rien, il est vrai, ne le démontre jusqu'ici, mais bien des raisons portent M. Hepp à admettre ce fait au moins comme très-probable.

Le peu de fixité du point d'ébullition paraît provenir de ce que l'action de la chaleur transforme l'amylène en paramylène. On arrivera très-probablement à obtenir un produit immuable, en se servant, pour préparer l'amylène, de substances moins susceptibles que le chlorure de zinc d'altérer la constitution de ce corps.

On a recueilli séparément l'amylène distillé à 35 degrés et au-dessous, et l'amylène obtenu à une température supérieure s'élevant jusqu'à 55 degrés et même au delà. Le premier produit avait une odeur plus faible et plus suave; c'est l'amylène employé à Strasbourg pour l'usage médical.

La pureté du produit ne s'établira donc que difficilement par le point d'ébullition, qui n'est pas assez fixé pour pouvoir servir de règle. La densité fournira sans doute des indices; mais elle pourra varier suivant le frac-

---

[1] *Bulletin de thérapeutique*, mars 1857, p. 214.

tionnement des produits. Les indications manquent encore pour caractériser un amylène *type*.

On cherchera à saisir par l'odorat si l'évaporation d'une petite quantité d'amylène sur la main ne donne pas la sensation de produits de nature différente. Des distillations répétées sont jusqu'ici la seule garantie de la pureté de l'amylène. On s'apercevrait avec une grande facilité de l'addition de substances étrangères, telles que l'alcool ou le chloroforme.

M. Hepp obtient maintenant avec facilité et à prix réduit de grandes masses d'amylène. Il se sert du chlorure de zinc à l'exclusion de toute autre substance; ce chlorure est à un point de concentration tel qu'il se prend en masse par le refroidissement. Ce corps est laissé en contact avec l'alcool amylique pendant deux jours, en maintenant les deux corps en solution à une faible température; puis on procède à une première distillation qui dégage tous les produits volatils; une deuxième distillation se fait jusqu'à 100 degrés; une troisième jusqu'à 50. On termine entre 25 et 35 degrés, en recueillant les parties les plus volatiles. Le prix de revient de l'amylène, préparé au laboratoire des hospices civils de Strasbourg, est de 16 à 18 fr. le kilogramme; c'est le prix du chloroforme absolu, à 1500 degrés de densité, préparé dans le même établissement. On voit que le prix de l'amylène n'est plus un obstacle à l'emploi général de cette substance.

MODE D'EMPLOI.

La grande volatilité de l'amylène est une difficulté dans l'application. Des précautions doivent être prises pour éviter les trop fortes déperditions d'amylène et pour concentrer les vapeurs à l'entrée des voies respiratoires. La plupart des médecins qui ont noté les quantités employées pendant leurs opérations, parlent de doses qui varient entre 30 et 100 grammes et même de quantités supérieures. Plusieurs observateurs ont échoué dans leurs tentatives par suite de la grande volatilité de cette substance et de l'imperfection du procédé opératoire; il importe donc de régler les conditions de son emploi.

Est-il nécessaire, pour appliquer l'amylène, d'avoir recours à des appareils analogues à ceux que l'on a employés pour l'éther? Peut-on, au contraire, administrer cette substance à l'aide des moyens si simples qui sont usités pour le chloroforme?

Cette question est importante à résoudre; il y va peut-être de l'avenir de la médication; nous croyons que la nécessité d'un appareil en restreindrait de beaucoup l'usage.

Une distinction doit être faite entre les enfants et les adultes; pour les premiers, la question nous paraît résolue : à l'aide d'une éponge placée dans un cornet de toile cirée, ouvert à la pointe pour laisser passer l'air, et peu profond, afin que l'éponge soit rapprochée de la bouche et des narines, on obtient l'anesthésie avec certitude et rapidité.

L'évaporation est ici beaucoup moins rapide qu'avec un cornet de papier ou une simple compresse ; en effet, l'éponge qui se couvre rapidement de glace quand elle est placée dans du papier ou du linge, en présente beaucoup moins dans le cornet en toile cirée. Sans doute, nous avons consommé avec cet appareil d'assez grandes quantités d'amylène, 35, 20 et 15 grammes pour les enfants, mais avec un peu d'économie, nous en aurions usé beaucoup moins ; dans les opérations de ce genre, on ne s'attache guère à ménager la substance, et la quantité employée ne correspond en aucune façon à la quantité utilisée. Je ne doute pas qu'avec des précautions, on ne descende bien au-dessous de 15 grammes. Je proposerais sans hésitation ce procédé bien simple ou tout autre analogue pour amyléner les enfants.

Pour les adultes, le problème est plus difficile et peut-être n'est-il pas encore entièrement résolu. Il est de toute évidence qu'avec le mouchoir ou la compresse, comme pour le chloroforme, on ne réussira pas, à moins d'employer d'énormes quantités d'amylène. Cette facilité d'administration constitue pour le chloroforme un avantage immense qui, dans la pratique, contrebalance bien des inconvénients, mais il serait vivement à regretter qu'un obstacle de ce genre empêchât la propagation d'une découverte utile, et que la considération de l'innocuité fût moins forte que celle de la facilité de l'application.

Au moyen d'une éponge entourée d'une compresse plus ou moins doublée de toile cirée, M. le professeur RIGAUD a souvent réussi. Dans six cas, le succès a été complet, mais dans trois autres, l'amylénation a été insuffisante ; on a dû même, pour une amputation de jambe, quitter l'amylène pour recourir au chloroforme. M. le professeur SCHÜTZENBERGER a produit l'anesthésie chez une adulte en deux ou trois minutes et à deux reprises avec 25 grammes d'amylène versés sur une éponge entourée d'une compresse.

M. le docteur DEBOUT se prononce en faveur des appareils. L'emploi de l'appareil CHARRIÈRE, dont on a doublé le nombre des tours du diaphragme contenu dans le corps, afin d'offrir une plus grande étendue d'évaporation, permet de réaliser une notable économie d'amylène. Avec 100 grammes de cette substance, on a produit six ou sept anesthésies. Les résultats obtenus par M. Debout sur onze malades prouvent l'efficacité de cette pratique.

Quoi qu'il en soit, l'emploi des appareils est une difficulté et un embarras ; est-il certain que ce ne soit pas un péril ? Il faut éviter avec le plus grand soin dans l'anesthésie tout ce qui peut gêner la respiration, et peut-être sous ce point de vue les appareils présentent-ils quelques inconvénients. Pour le malade, ils sont un objet de préoccupation, sinon de crainte ; pour le médecin, c'est une complication dont il cherchera toujours à s'affranchir.

Cette discussion est importante pour l'avenir de la méthode, nous la résumerons en ces termes : Pour les enfants, la question nous paraît résolue ; l'appareil est inutile, l'éponge et le cornet de toile cirée suffisent ; pour les adultes, on peut anesthésier de la même manière, mais l'intervention d'un appareil rendra peut-être l'anesthésie plus facile et plus prompte, en régularisant l'emploi de l'amylène ; c'est à l'expérience à déterminer ce point de pratique.

APPLICATION A L'OBSTÉTRICIE.

En Angleterre, l'amylène a été employé avec succès pour annihiler la sensation des douleurs à la dernière période des accouchements ; on n'a pas remarqué que l'anesthésie ait eu pour effet d'empêcher ou d'affaiblir les contractions de l'utérus.

Deux essais d'amylénation ont été tentés à la clinique obstétricale de M. le professeur Stoltz.

Obs. III. *Accouchement; anesthésie incomplète; douleurs non perçues pendant les dernières contractions.*

Madeleine W., âgée de vingt-six ans, enceinte pour la seconde fois, entre à l'hôpital le 25 février. Le travail a commencé à deux heures de l'après-midi; à neuf heures du soir, le col est effacé, l'orifice est dilaté, la tête fait saillie au détroit supérieur. Le travail continue régulièrement; à une heure et quart du matin, au moment où la tête s'engage dans l'excavation, M. Lévy, interne de service, a recours à l'amylène; on verse cette substance dans un sachet formé avec une compresse et doublé à l'extérieur de toile cirée. La femme pousse quelques cris; elle se raidit; après cinq minutes d'inhalation, on observe un commencement d'anesthésie. Une contraction de la matrice survient alors et la femme pousse quelques plaintes, beaucoup moins vives que d'habitude; à une heure et demie, nouvelle application d'amylène, en cinq minutes, la femme commence à perdre connaissance, une contraction survient et arrache quelques gémissements; à deux heures, la tête se dégage pendant une troisième inhalation, qui produit aussi un commencement de perte de connaissance; la femme pousse un cri au moment où l'accouchement se termine. Interrogée sur ses sensations, elle dit avoir éprouvé des vertiges, des tintements d'oreille, un sentiment de brûlure dans le pharynx; elle se rappelle tout ce qui s'est passé, mais elle n'a pas ressenti de douleur. L'enfant est vivant et bien constitué. On a produit à trois reprises, dans cette observation, une anesthésie incomplète, passagère, mais suffisante pour détruire, ou du moins pour atténuer notablement la sensation de la douleur. Les contractions utérines n'ont pas été influencées par l'amylène.

Obs. IV. *Lenteur du travail; amylénation incomplète; application du forceps.*

Catherine H., âgée de vingt-quatre ans, enceinte pour la seconde fois, entre à l'hôpital le 14 mars; le travail dure depuis quarante-huit heures; il a commencé par l'écoulement des eaux. Les contractions sont rares et lentes, mais à chacune d'elles, la tête paraît à la vulve. M. le professeur Stoltz croit le moment venu d'appliquer l'amylène, pour épargner à la femme les dernières douleurs de l'accouchement. On emploie, comme dans l'observation précédente, une compresse doublée à l'extérieur de toile cirée et pliée en forme de sac. Au bout de quelques minutes d'inspiration, la femme s'agite et veut arracher l'appareil; après dix ou quinze minutes, elle est prise d'une espèce d'ébriété, à la suite de laquelle elle s'affaisse sans perdre connaissance et sans tomber dans la résolution musculaire. Aucune contraction de l'utérus ne s'est produite pendant toute l'amylénation; des frictions assez vives exercées sur cet organe ne déterminent aucune douleur expulsive; la matrice se durcit un instant pour se relâcher aussitôt. M. Stoltz constate que les battements du cœur du fœtus sont descendus à 60 pulsations par minute; il se décide à terminer l'accouchement par l'application du forceps; cette opération est faite avec célérité et sans efforts, la femme ne sent pas l'introduction de l'instrument ni les deux tractions que nécessite la sortie de l'enfant; ses déclarations sont formelles sur ce point. Pendant l'amylénation elle a éprouvé des vertiges et de la sécheresse dans la bouche. L'enfant était vivant, mais faible et assez loin du terme. Quelques instants après sa naissance, il tombe dans un état d'asphyxie, dont on le retire promptement.

Deux jours après l'opération, la femme est atteinte de péritonite; M. Stoltz a noté comme un symptôme rare dans cette affection, la sécheresse de la langue et des lèvres. Ce symptôme a-t-il quelque rapport avec l'action de l'amylène, qui n'active pas comme le chloroforme la sécrétion des glandes salivaires, et qui a paru dessécher la bouche de la malade?

Il est douteux que l'amylène ait été pour quelque chose dans la lenteur des contractions utérines et dans le commencement d'asphyxie éprouvée par l'enfant. L'accouchement était prématuré; le travail durait depuis quarante-huit heures, avant qu'on employât l'amylène.

Ces deux faits ne sont qu'une première tentative, suivie d'une réussite incomplète, mais qui autorise de nouveaux essais.

EMPLOI MÉDICAL.

L'amylène peut être employé dans un but médical. Nous ne doutons point que cette substance ne soit appelée à rendre des services dans un certain nombre de maladies ; elle remplacera avec avantage le chloroforme dans les cas où il importera de s'en tenir à une anesthésie superficielle et qui se dissipe rapidement. M. le professeur Schützenberger a bien voulu nous communiquer l'observation suivante :

Obs. V. *Contracture périodique des membres ; amylénation ; cessation et retour des accidents ; diminution de la durée d'une attaque.*

X., âgée de vingt-deux ans, est atteinte depuis quelques mois d'attaques périodiques de contractures qui occupent les extrémités inférieures et envahissent quelquefois les membres supérieurs. Ces accidents paraissent dus à une affection chronique des enveloppes de la moelle épinière. Ces attaques se reproduisent environ tous les quinze jours. Abandonnées à elles-mêmes, elles durent environ douze heures; on les fait disparaître assez promptement, en produisant l'anesthésie à l'aide du chloroforme; à la dernière attaque cependant, les contractions sont revenues à trois reprises différentes, après la cessation de l'anesthésie.

Le 18 mars, l'attaque commence à sept heures et demie du matin; le membre inférieur gauche est contracté violemment; la cuisse est fléchie sur le bassin, la jambe sur la cuisse; la contracture s'étend aux orteils; la sensibilité est complétement abolie. Au lieu d'employer comme d'habitude le chloroforme, M. le professeur Schützenberger se sert de l'amylène; 10 à 12 grammes de ce liquide sont versés sur une éponge fixée au fond d'une compresse.

Au bout de deux à trois minutes, l'anesthésie est complète; elle s'est produite aussi rapidement au moins qu'à l'aide du chloroforme. Pendant l'opération on remarque quelques spasmes des muscles pharyngiens; la résolution est précédée par quelques efforts de vomissements. Les contractures cessent sous l'influence de l'amylène; la malade reste plongée dans le sommeil anesthésique pendant une minute, à partir du moment de la résolution; l'intelligence reparaît la première, les réponses sont justes immédiatement.

Au bout de cinq minutes, les contractures se reproduisent avec la même intensité qu'avant l'opération.

Une nouvelle application de l'amylène est essayée avec

une même dose de cette substance, mais cette tentative n'est pas poussée jusqu'à l'anesthésie en raison des spasmes assez forts qui surviennent. Pendant les deux inhalations, le pouls ne s'est pas sensiblement accéléré ; on n'a remarqué aucune trace de cyanose. L'attaque de contracture s'est prolongée jusque vers midi ; sa durée ordinaire a été abrégée, et la malade n'a éprouvé aucun accident consécutif.

DE L'ANESTHÉSIE CHEZ LES ENFANTS.

L'efficacité de l'amylène pour produire l'anesthésie chez les enfants nous paraît acquise à la pratique médicale. Nous allons exposer les faits sur lesquels cette opinion repose, et déduire de ces faits quelques conclusions sur la valeur de l'amylène et sur les indications de cet agent.

M. le docteur GIRALDÈS[1], agrégé à la faculté de Paris, a rendu compte à la Société de chirurgie de vingt-cinq observations d'anesthésies pratiquées sur des enfants à l'aide de l'amylène; les résultats obtenus sont concluants en faveur de cette substance. Les enfants étaient âgés de trois mois à dix ans. L'amylène avait été préparé par M. ROUSSEAU. Le temps nécessaire pour produire l'anesthésie a varié d'une à trois minutes. Tous les enfants respiraient l'amylène sans effort et sans beaucoup de résistance. La respiration était calme et comme normale. L'anesthésie a été obtenue sans nausées et sans vomissement, quoique l'amylène ait été plusieurs fois appliqué peu de temps après un léger repas. On n'a ob-

---

[1] *Archives de médecine*, janvier 1857; *Gazette hebdomadaire*, 13 mars.

servé ni accès de toux, ni convulsion du larynx, ni contraction des mâchoires, ni congestion céphalique. Le réveil a été rapide, le rétablissement prompt et complet, sans accidents consécutifs.

Nous avons continué nos recherches à la clinique des maladies des enfants. Nous donnons, avec quelques détails, cinq observations qui présentent le tableau des effets de l'amylène et qui permettent d'apprécier l'efficacité et l'innocuité de cette substance.

Obs. VI. *Enfant de sept mois; phimosis et ulcération du prépuce; amylénation pendant huit minutes; circoncision.*

Eugène K., âgé de sept mois, est apporté à l'hôpital le 7 mars; il est atteint de phimosis congénial, avec balanite et gonflement du prépuce qui porte à son bord libre une ulcération à fond induré. Le scrotum présente à sa partie antérieure deux ulcérations superficielles ressemblant à des pustules muqueuses. L'ouverture du prépuce est très-étroite; l'émission des urines est accompagnée de vives douleurs. La santé générale n'est pas altérée.

L'opération de la circoncision est décidée; M. le professeur Michel veut bien se charger de la pratiquer.

Pour amylèner l'enfant, j'emploie un cornet de toile cirée, au fond duquel est une éponge imbibée d'amylène. Le sommet du cornet laisse un libre passage à l'air; la partie évasée est appliquée sur la face, de manière à couvrir la bouche et les narines.

Le petit malade résiste, pleure et se fâche, sans montrer cependant une vive répugnance. Ses cris s'affaiblissent peu à peu, et au bout d'une minute et trois quarts il s'endort, les yeux entr'ouverts, la respiration est devenue très-rapide. Ce sommeil n'est pas accompagné d'une résolution musculaire complète, mais les membres ne sont pas raidis. On éloigne l'amylène et on commence l'opération. Le prépuce est enlevé pendant cette première période d'anesthésie; mais en moins d'une minute la respiration s'accélère, et le petit malade donne des signes de sensibilité. On verse sur l'éponge une nouvelle quantité d'amylène, et le cornet est de nouveau appliqué sur la face. En moins d'une minute, le sommeil se produit de nouveau. M. Michel profite de ce moment pour exciser les lambeaux de la muqueuse; l'amylène est éloigné, et cette fois l'anesthésie dure au moins une minute et demie. La respiration s'accélère de nouveau et l'enfant recommence à s'agiter. L'amylène appliqué une troisième fois éteint la sensibilité. Le petit malade redevient immobile; on place trois épingles qui servent à réunir la muqueuse à la peau. Le sommeil se prolonge pendant plus de deux minutes. Une quatrième application de l'amylène est faite pour faciliter le pansement; elle détermine une anesthésie un peu plus longue que la précédente, l'enfant se réveille à demi, et il reste deux ou trois minutes sans se plaindre, regardant autour de lui, presque immobile, sans s'opposer au pansement que l'on achève. Bientôt revenu complétement à lui, il s'agite et pousse des cris comme avant l'opération. Cette agitation dure un quart d'heure environ, et les cris sont évidemment occasionnés par la douleur. Le petit malade se calme enfin et il reste tranquille dans son lit, sans qu'on n'observe aucun effet consécutif à l'action de l'amylène.

L'opération a duré en tout huit à neuf minutes;

55 grammes d'amylène ont été employés. On cessait l'application dès que le sommeil était produit, et l'anesthésie, provoquée à quatre reprises, a duré en tout environ huit minutes. La résolution des membres n'a pas été complète, mais on a obtenu une immobilité suffisante, sans raideur des muscles, et la sensibilité a été complétement éteinte. Il n'y a pas eu de nausées; l'enfant avait pris une soupe au lait deux heures avant l'opération. Les yeux sont restés à demi ouverts; le globe de l'œil s'est légèrement convulsé en haut. La respiration a été très-accélérée, à 80 par minute au maximum; elle devenait haletante au moment où la sensibilité allait reparaître.

Comme on n'avait pas besoin d'une insensibilité prolongée, on retirait l'amylène dès que l'enfant s'endormait, l'appliquant de nouveau aux premières traces du retour de la sensibilité. La durée de l'anesthésie variait chaque fois d'une à deux minutes. A la troisième et à la quatrième application, elle s'est prolongée plus longtemps qu'à la seconde et à la première; on aurait pu facilement produire un sommeil plus profond et plus durable, en continuant l'action de l'amylène. Mais le but était atteint : obtenir une anesthésie suffisante pour une opération de courte durée, il était inutile d'aller au delà.

Obs. VII. *Enfant de quatre ans; ophthalmie granuleuse; amylénation pendant quatre minutes; cautérisation.*

Catherine B., âgée de quatre ans, affaiblie par une diarrhée chronique, est atteinte d'ophthalmie granuleuse. Les paupières se tuméfient, la conjonctive palpébrale suppure, la photophobie est extrême. Le 16 mars on se décide à cautériser les granulations.

J'emploie pour amylêner la malade un cornet en toile cirée, au fond duquel est une éponge; le cornet n'est pas très-profond, pour que l'éponge soit rapprochée de l'entrée des voies respiratoires; la partie évasée embrasse la bouche et les narines; la pointe est percée de quelques trous pour laisser entrer l'air. L'éponge est imbibée d'amylène et l'appareil est appliqué; l'enfant pleure et résiste sans manifester une vive répugnance. Au bout d'une minute ses cris ont cessé; il devient insensible et immobile, sans résolution musculaire. On enlève le cornet et on examine les paupières; presque aussitôt la petite malade donne des signes de connaissance. L'appareil est appliqué de nouveau, imbibé d'une seconde dose d'amylène. En moins d'une minute l'insensibilité se reproduit et on cautérise les deux paupières de l'œil droit. On avait enlevé l'appareil, et l'enfant commence à se remuer de nouveau. On applique l'amylène une troisième fois; la sensibilité s'éteint rapidement, l'autre œil est cautérisé. Au bout d'une demi-minute le réveil commence, en une minute la parole est revenue. Trois minutes après, l'intelligence est complète, l'enfant pousse des cris et il accepte en même temps un bonbon qu'il a soin de serrer bien fort, tout en continuant à se plaindre. L'opération a duré en tout quatre minutes, pendant lesquelles on a maintenu l'anesthésie, en usant 20 gr. d'amylène; avec un peu d'économie, on aurait pu en employer beaucoup moins. L'insensibilité était accompagnée d'une immobilité à peu près complète, sans résolution musculaire. Il n'y a pas eu de contractures ni de frémissements fibrillaires, point de nausée ni de salivation. La respiration a été accélérée, le pouls fréquent. On a encore remarqué que l'enfant devenait haletant au moment où la sensibilité commençait à revenir.

Obs. VIII. *Enfant de deux ans et demi ; contusion grave de la cuisse ; amylénation pendant cinq minutes ; diagnostic.*

Salle 67, n° 30. Marie B., âgée de deux ans et demi, forte et bien constituée, tombe de son lit le 16 mars ; le lendemain on l'apporte à l'hôpital. L'enfant éprouve de vives douleurs dans la cuisse droite qui présente un gonflement notable; on soupçonne une fracture. L'exploration du membre est douloureuse et arrache des cris à la petite malade. Le 18 mars, on procède à l'amylénation pour arriver à un diagnostic précis. M. le professeur Michel nous assiste dans cette opération. L'amylène est versé sur l'éponge placée dans le cornet en toile cirée ; on l'applique sur la bouche et sur les narines; l'enfant pleure sans manifester de répugnance contre l'amylène ; il est avant tout préoccupé de la crainte que l'on ne touche au membre blessé. Il tousse une fois ; au bout d'une minute, les cris cessent ; en deux minutes, l'insensibilité est produite, les yeux se tournent en haut et en dedans. La résolution musculaire n'est pas complète, les membres ne présentent pas de raideur ; la respiration est accélérée. On éloigne l'amylène, et en une demi-minute la sensibilité tend à revenir. L'amylène est appliqué de nouveau ; presque aussitôt l'anesthésie reparaît, et cette fois on observe un commencement de résolution des membres. Le sommeil se prolonge pendant environ cinq minutes. On constate l'absence de fracture. Une minute après l'amylénation, la malade recommence à crier ; deux minutes après, elle a repris toute son intelligence ; elle accepte une friandise, tout en continuant ses plaintes qui ne tardent pas à s'apaiser. On a employé pendant l'opération 15 grammes d'amylène.

M. Rigaud a produit une anesthésie complète sur trois enfants âgés de douze et de quatorze ans.

Obs. IX. Salle 34, n° 21. Adèle W., âgée de douze ans, atteinte de pied-bot, est anesthésiée à l'aide de l'amylène que l'on verse sur une éponge entourée d'une compresse doublée de toile cirée. Au bout de trois minutes, l'anesthésie est complète; on coupe le tendon d'Achille. On éloigne l'amylène et la sensibilité commence à revenir; l'amylène est appliqué de nouveau; il se manifeste un peu de raideur musculaire, bientôt remplacée par une complète résolution des membres. L'application de l'amylène est continuée jusqu'à la fin de l'opération, pendant laquelle on opère la section de l'aponévrose plantaire et de l'adducteur du gros orteil. L'anesthésie a duré en tout huit minutes; elle se prolonge encore pendant une minute après que l'amylène a été éloigné. La malade revient à elle, sans se rendre compte de ce qui s'est passé; au bout de deux minutes, elle est complétement réveillée et elle sent la douleur des sections. Il n'y a pas eu de nausées. La malade avait pris du lait une heure avant l'opération.

Obs. X. Salle 34. Marie L., âgée de quatorze ans, atteinte de panaris, accepte l'amylène sans hésitation; au bout de trois minutes, on observe un peu de raideur musculaire, les yeux se convulsent; presque aussitôt l'anesthésie est complète, le sommeil est tranquille; on incise le panaris. L'amylène éloigné, la malade revient promptement à elle; elle raconte ses rêves; elle ignore que l'opération a été faite; quelques minutes seulement après le réveil, le doigt incisé redevient douloureux. On a noté comme phénomènes consécutifs, un peu de céphalalgie et quelques nausées qui se sont dissipées promptement.

Résumé et conclusions. Ces différentes observations ne laissent aucun doute sur l'efficacité de l'amylène pour produire l'anesthésie chez les enfants. Nous résumerons en quelques lignes les avantages de cet agent.

Les enfants acceptent l'amylène sans aucune répugnance; l'odeur de cette substance n'irrite ni ne fatigue les voies respiratoires. Aucun appareil n'est nécessaire pour endormir les petits malades; une éponge dans un cornet de toile cirée, entr'ouvert au fond, suffit pour appliquer l'amylène.

L'action anesthésique est rapide; la résistance dépasse rarement une ou deux minutes.

L'insensibilité est complète, sans qu'on ait besoin d'aller jusqu'à la résolution musculaire. Il est bien plus facile avec l'amylène qu'avec le chloroforme de ne pas dépasser les effets que l'on veut produire, de s'en tenir à une anesthésie passagère et superficielle, proportionnée au but qu'il s'agit d'atteindre. Nous insisterons sur cette différence, très-importante dans l'anesthésie des enfants; avec le chloroforme, on va souvent plus loin qu'on ne le veut, on détermine une anesthésie profonde, une complète résolution des membres, tandis qu'avec l'amylène, on est à peu près certain de ne pas produire ces effets, quand on ne cherche pas à les obtenir par des inhalations persistantes.

Si l'on a besoin d'une anesthésie profonde accompagnée de résolution musculaire, ce résultat peut encore être atteint au moyen de l'amylène, en prolongeant suffisamment son action ; M. le docteur Debout a maintenu un malade pendant trois quarts d'heures dans l'insensibilité; mais ici se retrouve encore une différence importante entre cette substance et le chloroforme. Dès que le malade cesse de respirer l'amylène, les effets de cet agent diminuent avec rapidité; l'insolubilité absolue et la volatilité excessive de ce corps ont pour résultat une élimination rapide et une prompte diminution des symptômes.

Avec le chloroforme, au contraire, dont la volatilité est beaucoup moindre, les effets se prolongent davantage; quelquefois ils s'aggravent encore, après que les inhalations ont cessé. On voit souvent chez les enfants le sommeil se prolonger inutilement pendant vingt minutes, pendant une demi-heure même après l'opération. L'anesthésie est une diminution de la vie, un pas vers la mort; il importe de ne pas prolonger au delà de ce qui est nécessaire, une situation toujours périlleuse.

Le réveil est complet et rapide. A la suite d'une anesthésie de courte durée, ne dépassant pas six à huit minutes, deux ou trois minutes suffisent pour rendre à l'enfant la plénitude de ses facultés. Le temps nécessaire est un peu plus long quand le sommeil a duré davantage. Jusqu'ici, on n'a observé aucun accident consécutif. L'élimination est rapide et les traces de l'amylène s'effacent promptement. Tout porte à croire qu'une amylénation prolongée ne produira aucune lésion secondaire; même avec le chloroforme, les phénomènes consécutifs sont peu prononcés dans l'enfance. Moins d'une heure après une anesthésie profonde, j'ai souvent vu les petits malades installés à leurs jeux ou faisant paisiblement leurs repas.

Un fait accessoire nous paraît constituer encore un avantage évident en faveur de l'amylène, c'est l'absence ou du moins la grande rareté des nausées et des vomissements constatée par tous les observateurs. Je n'ai jamais vu ces accidents se produire, les petits malades n'étant anesthésiés que deux ou trois heures après les repas. M. GIRALDÈS n'a constaté de vomissements, ni même de nausées, dans aucune des vingt-cinq observations qu'il a recueillies, même dans les cas où les enfants avaient mangé peu de temps avant l'amylénation. Ce dernier fait est caractéristique et présente en pratique une véritable importance.

Quoique rare, ce phénomène peut cependant se présenter; MM. RIGAUD et SCHÜTZENBERGER ont vu les nausées se produire et M. DEBOUT signale aussi la possibilité de cet inconvénient.

Avec le chloroforme, au contraire, les nausées et les vomissements sont chez les enfants des symptômes très-ordinaires. On s'expose à des inconvénients graves en chloroformant un enfant qui n'est pas complétement à jeun. Deux ou trois heures après les repas, j'ai encore vu des vomissements se produire. Les nausées commençaient au début de l'anesthésie, ou bien au moment où la stupeur diminuait. Les matières sortaient en bavant de la cavité buccale, pendant que l'enfant était encore privé de connaissance. Ce spectacle avait quelque chose de pénible et d'effrayant. Aucun accident ne s'est produit, mais il était naturel de redouter l'introduction des aliments dans les bronches. J'avais fini par adopter comme règle absolue de laisser les enfants à jeun pendant quatre heures au moins, avant d'appliquer le chloroforme. L'amylène présente sous ce point de vue un avantage incontestable;

il fait naître un danger de moins, et il permet de recourir à l'anesthésie à une époque plus rapprochée des repas.

Voici quelques-unes des conclusions du travail remarquable de M. Debout[1]. « L'amylène agit plus promptement que l'éther; le temps nécessaire pour produire l'anesthésie varie en général entre deux et six minutes. Lorsque l'inhalation se prolonge au delà, cette lenteur d'action tient le plus souvent à l'émotion des malades. La durée de l'anesthésie produite est très-courte, une minute s'écoule à peine à partir du moment où l'appareil est enlevé, que déjà les effets disparaissent. Si l'on veut prolonger l'insensibilité, il faut continuer les inhalations; lorsque le sommeil est profond, on peut les rendre intermittentes, mais on ne doit laisser entre elles qu'un faible intervalle. L'insensibilité produite par l'amylène est moins profonde que celle du chloroforme. On observe assez souvent des mouvements reflexes, signe d'une anesthésie incomplète; mais on arrive dans tous les cas à éteindre la sensibilité. L'intelligence semble se maintenir, et les malades, alors qu'ils n'ont pas la conscience des temps douloureux de l'opération, conservent le souvenir des faits qui se sont produits au début de l'anesthésie. Le pouls reste large, plein et très-fréquent, les mouvements respiratoires sont amples, la peau est chaude, signes qui dénotent que la puissance du nouvel agent atteint peu l'action de la vie organique. Au réveil, la physionomie des malades est comme épanouie; ils n'éprouvent pas l'exaltation que provoquent les inhalations d'éther ou l'ivresse alcoolique. »

Des opérations graves ont été pratiquées par M. Ro-

---

[1] *Bulletin de thérapeutique*, mars 1757, p. 224.

BERT, à l'hôpital Beaujon, sur les malades amylénés par M. DEBOUT, à l'aide de l'appareil CHARRIÈRE. Deux des opérés qui avaient été anesthésiés antérieurement par le chloroforme, se sont prononcés en faveur de l'amylène; ils justifiaient cette préférence par l'absence de céphalalgie au réveil et par la conservation de leur appétit.

L'innocuité de l'amylène est indiquée théoriquement par l'insolubilité et la volatilité de cette substance; elle est physiologiquement démontrée par les expériences sur les animaux. Nous avons vu les lapins succomber à l'action du chloroforme et à celle de l'éther dans des conditions où ils résistaient à l'amylène. La supériorité de l'amylène sur l'éther est mise complétement hors de doute par M. le docteur DEBOUT : « Placez, nous écrit-il, deux oiseaux dans deux atmosphères limitées, cubant deux litres, versez dans l'une 1gr,55 d'éther, dans l'autre la même dose d'amylène. Au bout d'une minute vous verrez l'un des oiseaux succomber, et l'autre revenir à lui, vous acquerrez ainsi la preuve que l'amylène est plus inoffensif que l'éther. Le fait s'explique par la non-dissolution de l'amylène dans l'eau, et par conséquent dans le sang. »

Les observations recueillies sur l'homme ne sont pas encore assez nombreuses pour attester pratiquement la supériorité de l'amylène sous le point de vue de l'innocuité; mais l'analyse des symptômes, jointe aux faits déjà connus[1], est en rapport avec les conclusions déduites

---

[1] Les cas dans lesquels l'amylène a été employé avec succès dépassent aujourd'hui le nombre de 150.

(*Note de M. le docteur* DEBOUT.)

des expériences sur les animaux. Il faut se garder cependant de concevoir une sécurité trompeuse. L'anesthésie est toujours un péril, quelle que soit la substance dont on fasse usage. Sans parler des syncopes imprévues, qui semblent défier la prudence des opérateurs, le plus léger obstacle apporté à la respiration peut subitement occasionner la mort. Nous avons vu ce fait se produire sur des animaux amylénés.

De l'ensemble de ces considérations nous n'hésitons pas à conclure que l'amylène est appelé à rendre d'importants services dans le traitement des maladies de l'enfance : facilité d'application, certitude des effets, innocuité des résultats, tels sont les traits généraux qui caractérisent l'action de cette substance. Nous y ajouterons encore les avantages suivants : rareté des nausées et des vomissements, possibilité de produire à volonté une anesthésie superficielle ou profonde, passagère ou durable, avec ou sans résolution musculaire ; réveil rapide et sans accidents consécutifs. Si nous devions, en ce qui concerne les indications, faire un partage entre l'amylène et le chloroforme, nous attribuerions à la première de ces substances les cas dans lesquels on a besoin d'une anesthésie de courte durée, pour les explorations douloureuses du diagnostic ou pour les opérations rapides ; nous laisserions dans le domaine du chloroforme les anesthésies profondes, nécessaires pour les grandes opérations, et dans lesquelles il importe que le chirurgien n'ait pas à se préoccuper du réveil trop prompt de son malade. Mais on ne doit point devancer les leçons de l'expérience, qui seule peut résoudre ces problèmes ; le fait décisif dans la question est, sans contredit, l'innocuité de l'amylène, et si sous ce point de vue l'observation confirme les premières données de la science, nul doute que l'amylène n'occupe une place importante parmi les substances qui nous assurent aujourd'hui l'immense bienfait de l'annihilation de la douleur.

TABLE DES MATIÈRES.

www.ingramcontent.com/pod-product-compliance
Ingram Content Group UK Ltd.
Pitfield, Milton Keynes, MK11 3LW, UK
UKHW022132260726
13993UKWH00003B/1381

9 782329 031217